ESTAS AQUÍ

PERO

AUSENTE

MANUAL DE RECOMENDACIONES

LUZ MARINA ECHAVARRÌA

Publicado por Luz Marina Echavarría
Derechos de autor © 2015 Luz Marina Echavarría

Carátula © Ernesto Valdés con modificación de Gina Xiomara García
Revisión y asesoría Editorial D'har Services, Edilma Ángel

ISBN-13: 978-0-9965981-1-8

Derechos Reservados

Para cualquier información adicional, ponerse en contacto con la autora Luz Marina Echavarría: Escritosdeluz2@gmail.com

Impreso en USA

Dedicatoria

A:

Todas las personas que están ayudando a otros en su lucha con esta enfermedad.

Los cuidadores y miembros de asociaciones que aportan su tiempo y esfuerzo; para ayudar a los enfermos, ofreciéndoles una asistencia más humana.

Con mis mejores deseos de paz profunda,

Luz Marina Echavarría

ÍNDICE

NOTAS BASADAS EN MI OBRA "ESTAS AQUÍ PERO AUSENTE"

Del capítulo:

RECOMENDACIONES GENERALES PARA TODAS LAS FASES DEL MAL DE ALZHEIMER

PRÓLOGO

Entrar al mundo de la enfermedad de Alzheimer es entrar a una pesadilla. Por las experiencias personales de la autora y su familia, llegamos a conocer este mundo terrorífico y comprender como la ineludible presencia de este mal, cambia las vidas de un ser querido y aflige sus familiares.

Parar comenzar: ¿Qué es el Alzheimer? La enfermedad de Alzheimer en rango de importancia es la más común de las enfermedades degenerativas del cerebro, y entre las personas mayores, de las que se manifiestan en demencia. La demencia es un trastorno cerebral que afecta gravemente la capacidad de una persona y no pueden llevar a cabo sus actividades cotidianas. El Alzheimer suele comenzar después de los sesenta años y el riesgo aumenta a medida que la persona envejece. El riesgo es mayor si hay personas en la familia que tuvieron la enfermedad. La genética no es ni completamente determinativa ni definitiva. Ningún tratamiento puede detener la enfermedad. Sin embargo, algunos fármacos pueden ayudar a impedir "por un tiempo limitado" que los síntomas empeoren.

El mal comienza lentamente y se manifiesta muy paulatinamente; en sus comienzos es fácil confundirse con los cambios mentales ordinarios de la vejez.

Por investigaciones intensivas, descubrimos más aceleradamente sobre la genética y el proceso patológico del mal. Su causa permanece desconocida. Se asocia la condición patológica a la aparición de placas seniles y ovillos neurofibrilares en el cerebro. Los tratamientos actuales ofrecen moderados beneficios paliativos sintomáticos, pero no hay ninguna terapia que retarde o detenga definitivamente el progreso de la enfermedad. En cuanto a su prevención, se han sugerido un número de hábitos conductuales, aunque no hay evidencias publicadas que destaquen los beneficios de esas recomendaciones.

Primero afecta las partes del cerebro que controlan el pensamiento, la memoria y el lenguaje. Las personas con el Alzheimer pueden tener dificultades para recordar cosas que ocurrieron recientemente o los nombres de personas que conocen bien. Un problema relacionado, el deterioro cognitivo leve, causa más problemas de memoria que los normales en personas de la misma edad. Por eso, en sus inicios, el diagnostico puede ser problemático. Muchos, pero no toda la gente con deterioro cognitivo leve, desarrollarán el Alzheimer. Con el tiempo, los síntomas empeoran. Los afligidos pueden llegar a no reconocer a sus familiares o tener dificultades para hablar, leer o escribir. Pueden olvidar llevar a cabo sus actividades cotidianas, como comer, bañarse, cepillarse los dientes, vestirse, o peinarse el cabello. Más adelante, pueden volverse ansiosos o agresivos o deambular lejos de su casa. En la etapa final, llegan al punto de perder contacto con su ambiente y la realidad, requieren cuidado total, quedan incapaces como un infante. Esta situación llega a ser muy estresante para los familiares que deben encargarse de sus cuidados, quiénes deben enfrentar muchos desafíos y vivir con la espantosa comprensión que este mal horrible de su ser querido es incurable y terminal.

Suele tener una duración media de diez años después del diagnostico, aunque depende directamente con la severidad de la enfermedad al momento del diagnóstico.

A medida que progresa, aparecen confusión mental, agresión e irritabilidad, cambios del humor, trastornos insuperables del lenguaje, pérdida de la memoria de largo plazo y una predisposición a aislarse a medida que los sentidos del paciente declinan. Gradualmente se pierden las funciones biológicas que finalmente conllevan a la muerte.

El pronóstico es variable y es difícil de determinar en casos particulares: el promedio general es siete años; y menos de 3% de los afligidos viven más de catorce años después del diagnóstico.

La enfermedad también es una carga enorme para las sociedades. La incidencia (índice de nuevos casos identificados por año) del Alzheimer en los países desarrollados es aproximadamente de 1 entre 85 personas, y probablemente más alta en el tercer mundo. Una estimación del coste anual actual al nivel mundial del cuidado, todo incluido, es como un trillón de dólares. Se anticipa que en el futuro aumentarán las tasas de su incidencia y prevalencia (índice de cantidad de casos actuales) Se estima que más de treinta y ocho millones de personas en todo el mundo padecerán demencia (2012). Se calcula que esta cifra casi se duplique cada veinte años, hasta llegar a los sesenta y seis millones en 2032, y los 120 millones en 2052. Gran parte de este crecimiento se puede atribuir claramente al incremento en el número de personas con demencia en países de renta baja y media (como los de América Latina). Estas cifras constituyen un motivo de preocupación, pero es más preocupante aún el impacto que la enfermedad de Alzheimer y otras demencias ejercen sobre las sociedades. Puede considerarse una epidemia que crece al mismo tiempo que encanece la población en todo el mundo.

El poco reconocimiento, el sub-diagnóstico, y el estigma, son causas importantes de problemas para las personas con demencia y sus familiares en países y comunidades de todos los tamaños y de todos los niveles de renta.

En países con renta alta, el número de personas con Alzheimer y otras demencias seguirán aumentando – especialmente entre las de edad más avanzada. La provisión y financiación de medidas para satisfacer las necesidades de asistencia a largo plazo de personas con Alzheimer u otra demencia, incluido el apoyo a los familiares que cuidan de ellas, es una prioridad política cada vez más urgente.

Las necesidades de asistencia sanitaria y social de las altas cifras en rápido crecimiento de personas mayores frágiles y dependientes deberían constituir también una cuestión de gran preocupación para los responsables de las tomas de decisiones en los países de América Latina.

En la población hispana, las investigaciones epidemiológicas sobre el impacto del Alzheimer señalan que el riesgo de desarrollar el Alzheimer en los hispanos es 1.5 veces mayor que en los norteamericanos blancos. Aunque hay una tasa mayor de hispanos que blancos no hispanos en los Estados Unidos que padecen del Alzheimer, hay menor probabilidad que el hispano reciba un diagnóstico específico. Esta población enfrenta mayor riesgo de desarrollar la enfermedad de Alzheimer y otros tipos de demencia porque están viviendo a una edad más prolongada (como toda la población del primer mundo) pero a la vez tienen índices más altos de problemas cardiovasculares.

Los factores de riesgo de la enfermedad vascular (mayormente la diabetes, la presión alta y el colesterol alto) también pueden ser factores de riesgo para el desarrollo del Alzheimer y la demencia causada por los derrames cerebrales. Los hispanos son el grupo étnico más creciente en los Estados Unidos. Durante la primera mitad del siglo XXI el número de ancianos hispanos que sufren del Alzheimer u otro tipo de demencia puede incrementarse hasta seis veces, de menos de 240,000 personas afectadas actualmente hasta 1.3 millones para el año 2050. Para el año 2050, la expectativa de vida de los latinos sobrepasará la de todos los otros grupos étnicos en los Estados Unidos, llegando a los 87 años de edad.

Sea hispano o no en un país desarrollado o no, el papel que juega el cuidador del paciente con el Alzheimer es fundamental. Las presiones y demanda física de esos cuidados pueden llegar a ser una carga agobiante personal y familiar. Este mal desolador carga y con el tiempo agota los recursos de las víctimas, sus familiares, y hasta su comunidad. Para todos llega una serie de retos y responsabilidades inesperadas: cómo cuidar, custodiar, y conservar una semblanza de la dignidad del afligido.

Se encuentran estos en los niveles práctico, emocional, psicológico, y espiritual. Presenciar en silencio, a lo largo de todo el día, día tras día, al inexorable y doloroso deterioro y desvanecimiento gradual de un ser querido, por fuerza agota sus fuerzas y erosiona hasta a los más fuertes lazos familiares. Y acaban por reflexionar que *"Tú estás aquí, pero ausente"*.

Es precisamente a este aspecto de la enfermedad que se dedica este libro sentido, por medio de un popurrí de cálidos recuerdos de la vida de la autora y su familia, anécdotas tiernas y cariñosas de su madre, tanto antes como después del acceso de su enfermedad.

La celebrada colombiana; autora inspiradora Luz Marina Echavarría logra dar una cara humana a este mal tan cruel y rencoroso. Ella espera ayudar y beneficiar a sus lectores y a los familiares y cuidadores de las víctimas de este mal, con su libro "ESTAS AQUÍ PERO AUSENTE" una medida de entendimiento, apoyo, solaz, y consejo espiritual para que ellos cuiden y manejen con mayor sensibilidad y apacibilidad a sus seres queridos, afligidos con esta enfermedad, y a sí mismos.

Qué la misión y el lema de cualquier cuidador sea:

"Añadir años a la vida y vida a los años."

Dr. M. Landolphe D'Aquin-Burglass, M.D., Th.D
Harvard University "Ret.".

Hay que tener en cuenta que una persona con Alzheimer merece todo nuestro respeto y consideración. La enfermedad no hace que pierda sus derechos y que se le irrespeté. Todo lo contrario un enfermo de Alzheimer necesita mucha comprensión y ayuda.

Del capítulo:

1.°

- El Alzheimer, priva a la persona del conocimiento de la realidad, pierden la capacidad de distinguir entre la sal y el azúcar. No "razonan" ni leen las etiquetas para identificar los envases.

CAMBIO DE ACTITUD:

- Se dejan llevar, antes el paciente llevaba las riendas de su vida y tomaban sus propias decisiones.
- Se incrementa la terquedad defendiendo sus actitudes, se bañan o se visten como quieran.
- El Alzheimer generará cambios en el modo de actuar. Muchos son imprevisibles.

ATENER EN CUENTA:

- Una persona con Alzheimer merece nuestro respeto y consideración.
- La enfermedad no hace que la persona pierda sus derechos.
- Un enfermo de Alzheimer necesita toda nuestra ayuda y comprensión.

2.°

Buscó señalar la importancia de nuestra genética.

- En Colombia se presentó una sepa de Alzheimer, conocida como "La Maldición de Yarumal", la "Herencia Genética" es un aspecto relevante en la enfermedad del Alzheimer.
- Presten atención: es importante observar si tienen genes de alguna enfermedad, en especial con el mal de Alzheimer, investiguen en su familia si alguno lo ha padecido.
- Debido al desconocimiento sobre la genética de su familia, este es un factor de riesgo. Es muy importante conocerlo antes que las personas mayores sean víctimas de este mal.
- Es importante, estar atento cuándo se presenten resultados de los estudios que se adelantan actualmente sobre este particular.

3.°

- El trastorno del cerebro del enfermo en la zona del habla les impide hilvanar sus palabras y dicen a veces lo que no piensan. Por eso hay que prestarles mucha atención para tratar de comprenderlos y suplir sus necesidades.
- La enfermedad de Alzheimer se caracteriza por el síndrome llamado de "locked in" "encerrarse en sí mismo" cuando está en una fase intermedia y se acentúa a medida que la enfermedad avanza.
- El enfermo repite constantemente una misma palabra, el oír repetidas veces la misma palabra, es muy estresante y desespera al cuidador. Es muy importante tener tranquilidad, mi consejo es que usen durante ese tiempo unos cubre oídos, claro sin ir a descuidar el enfermo.
- Tener en cuenta que el enfermo sufre porque repite lo mismo y se escucha a sí mismo y no puede parar.

4.°

- Cuidar a un paciente de Alzheimer es una misión.
- Se requiere que el cuidador no tenga resentimiento contra el paciente.
- Muchas víctimas del Alzheimer son cuidadas por sus familiares, así que el cuidador, debe ser una persona equilibrada, que ayude a conservar el bienestar del paciente.

Algo importante a tener en cuenta, cuando cuidamos a un paciente del Alzheimer:

- El paciente no hace las cosas para irritarnos o por maldad, ni por ignorancia, sino porque está enfermo y no es justo que el cuidador lo tomé a personal y genere algún resentimiento o cualquier venganza.
- Recordar que sus errores y sus equivocaciones, pueden ser por los hechos que vivieron antes de contraer la enfermedad "en el caso de los enfermos qué vivieron en estrés de procrear, criar, trabajar y debido a tanta responsabilidad les pudo influir en su comportamiento".
- Sea cual fuere la causa en nuestros corazones debe habitar el perdón.
- Que los cuidadores sean hijos o parientes perdonen las acciones que de forma involuntaria o voluntaria, hizo el enfermo.

5.°

- Si su casa tiene jardín, le recomiendo colocar un candado en la puerta del jardín para impedir que su ser querido salga en la noche, mientras usted duerme.
- Cambie las cerraduras de la puerta de la calle para que no pueda abrirse sino con llave, de esta manera usted obtiene el control de la misma.
- Las ventanas deben estar herméticamente cerradas en la noche sobre todo, cuando el sueño impide vigilar al paciente de Alzheimer.
- **Consiga una placa con el nombre de la persona enferma, con un número de teléfono a donde puedan llamar en caso de emergencia y la dirección a donde lo pueden llevar.**
  *Póngasela en la muñeca con un cierre de seguridad funciona muy bien.
- No aconsejo colocar etiquetas en la ropa porque ellos pueden desprenderla.
- No les hable de los peligros de la calle, ellos se estresan y lo peor es que después lo olvidan.
- Actué rápido, no dejé cosas pendientes por hacer, cada minuto cuenta.
- La enfermedad del Alzheimer se caracteriza por el sentimiento de soledad y la falta de un "algo", se sienten desamparos "aunque no lo estén", este mal los aísla y el cuidador siente impotencia por no saber qué hacer, ni cómo ayudar.
- El Alzheimer hace que el yo "lo que somos"

este desplazado por efecto de la enfermedad, por eso vagan buscándose a sí mismos...ya sea en las calles o en sus mismas casas.

- Es importante acompañarlos para mitigarles un poco su soledad, tratando de distraerlos.
- La enfermedad los desespera y quieren huir para buscarse a sí mismos, a veces se extravían para siempre en las calles.
- La angustia del cuidador cuando el paciente se pierde es muy grande. Lo cual causa problemas físicos y psicológicos, tanto en el paciente como en el cuidador.
- La familia sufre y el paciente se traumatiza mucho más, cuando se da cuenta que está perdido.
- Es muy importante comunicar a los familiares los incidentes que se presenten con el paciente, para que ellos estén al tanto de la situación, para evitar que la responsabilidad de los hechos recaiga sobre el cuidador o que haya malos entendidos.
- Evitar la "cantaleta" "regañar" al enfermo, porque no entienden la situación y solamente logrará estresarlo y ponerlo inquieto.
- El cuidador debe evitar estresarse, y poner plena atención en el enfermo, para evitar entrar en un círculo vicioso.
- Evité que el paciente salga solo.
- Tengan mucha dosis de paciencia.
- Sí es alguno de sus padres que sufre esta enfermedad, recuerde que cuando usted no podía valerse por sí mismo "recién nacido", ellos lo cuidaron.
No olvide que tuvieron tanta y tanta paciencia para que usted llegara al punto

de desarrollo en que se encuentra hoy, ahora es el tiempo de devolver todo el bien que recibió.

- Otra cosa con respecto al Alzheimer: nadie te ofrece garantía y seguridad.
- Hoy usted puede ser el cuidador de un enfermo de Alzheimer y mañana... desafortunadamente, usted podría ser víctima de este mal, así que lo que hagas a otros, así le será recompensado "Con la misma vara que mides serás medido, pero con ventaja dice Jesús"
- Por lo tanto siembra el bien, para que recibas en la misma forma de como actúas.

6.º

- Es muy importante equilibrar nuestros sentimientos cuando trabajamos con pacientes del Alzheimer y perdonar las ofensas que directa o indirectamente nos han causado.
- Vengarnos de ellos ahora que están tan indefensos seria una cobardía y un pecado, sería difícil incluso de perdonarnos a nosotros mismos.
- Por otro lado, a nadie le beneficia una venganza y mucho menos si nos vengamos de un ser querido e indefenso, que sufre una de las peores enfermedades que azota a la humanidad.
- Cuando tenemos empleados que nos ayudan a cuidar a nuestros seres queridos, debemos tratarlos con respeto y consideración, porque el trabajo que hacen es rutinario y desesperante, existe la posibilidad que esa persona pague los platos rotos del enfermo.
- Escoja a una persona competente, que demuestre buenos sentimientos y buenas maneras.

7.°

- En el Alzheimer aparece la faceta de la agresividad, a veces se presenta en el paciente de forma leve o violenta.
- Coleccionar cosas "inservibles" o tener un "Triángulo de las Bermudas" personal, es una característica de muchos pacientes con Alzheimer. "Lo descubrí hablando con otros cuidadores de pacientes del Alzheimer"
- Otra es la ansiedad, muchas veces esa actitud del enfermo llenará de frustración y avergonzará a sus cuidadores.
- Es bueno no tomar las cosas de forma personal. Sobreponerse y entender que actúan así porque están enfermos.

8.°

- Los pacientes de Alzheimer tienen cambios de humor imprevistos.
- Los pacientes de Alzheimer no logran concentrar su atención en nada.
- Las actividades de antes no les gustan ahora y los hace infelices.
- Es difícil para un cuidador "vivir una vida normal" por no decir imposible; estar al lado de un paciente que no tiene estabilidad por su falta de conciencia, resulta desesperante para los que los cuidan.
- El enfermo de Alzheimer retrocede en vez de progresar.

9.°

- El poder de la música debe usarse como terapia para los enfermos de Alzheimer.
- La música alegra al enfermo, en especial música de su época.
- Si existe alguna pieza musical que le recuerde buenos tiempos al paciente, esa debes dejarle escuchar, ya que es una maravilla ver cómo actúa en el ánimo del paciente.
- Cantar canciones familiares, ayuda no solo al paciente, sino al cuidador.
- Cantar le da vida y le cae bien al paciente de Alzheimer.

10.°

- El Alzheimer hace que los pacientes, tengan visiones y alucinaciones, porque la mente esta presa entre lo real y lo irreal.
- Debemos tener paciencia y acompañar al enfermo para demostrarle que las visiones no son peligros reales y transmitirles seguridad.
- Si es en la noche, acueste al paciente de nuevo, déle seguridad y haga que se relaje para que pueda dormir. Después continúe con sus actividades.
- Evite sentir frustración por estas cosas, ya que se presentarán a menudo.
- El Alzheimer llena de miedo y temor a las víctimas, por eso se necesita medicina para los nervios en el tratamiento.

11.º

- No se sabe a ciencia cierta, que le sucede al enfermo, si tiene algún dolor o que causa su depresión.
- Sabemos tan poco del mal de Alzheimer, que es una de las enfermedades más tristes que pueda padecer el ser humano.
- Es normal la depresión dicen algunos médicos, como no se sabe mucho sobre el Alzheimer por estar en una etapa muy elemental de la investigación, todavía no se encuentran informes concretos.
- El Alzhéimer no los deja recordar si han comido y pueden aceptar nuevamente lo que le ofrecen de comida y el resultado una indigestión.
- Los enfermos de Alzhéimer generalmente confunden el hambre con la sed y comen cuando en realidad lo único que quieren es beber.
- Es importante establecer una rutina para las comidas, con un horario adecuado.
- También es aconsejable esconder lo comida de los animales "perros y gatos" porque los enfermos pueden confundirla con comestibles e ingerirlas.
- Recomiendo hacer cambios en las cocina o donde almacenan la comida, y en los gabinetes y alacenas colocar cerraduras.

12.º

- Yo creo que el Alzheimer es una especie de escape a causa de un hecho traumático de la vida del paciente, no puedo asegurarlo, pero es lo que noté.
- Puede ser que en medio de su enfermedad a los parientes cercanos que han muerto los mencionan como si estuvieran de viaje.
- Puede ocurrir que con el Alzheimer confundan a las personas con otras.
- Cuando alguien querido del paciente muere, a pesar que no le comuniquen la noticia porque "el Alzheimer está muy avanzado" el paciente llora muchísimo. Los enfermos entienden, pero no se saben explicar, o tal vez pueden percibir cosas que se nos escapan a nuestros sentidos.
  Ejemplo: mi madre murió tres meses después de la muerte de mi hermano de un infarto. Yo creo que su corazón echaba de menos el abrazarlo a él, a quién casi siempre reconoció a pesar de la enfermedad y con quién casi nunca se enojó ni antes ni durante la enfermedad del Alzheimer, eso me hace pensar ¿Qué es lo que realmente les permite recordar su mente y a alguien en especial y por qué?

13.°

- El perder cosas (es normal que de vez en cuando no recordamos donde dejamos algo), pero no tan a menudo como en los casos del Alzheimer incipiente. Me parece que esta condición puede ser una alarma, que estaba mostrando la predisposición a que esa persona tenga Alzheimer.
- El Alzheimer no le hace perder la dignidad al paciente, pero no les permite entender las necesidades de otros, y defienden su botín así no sea suyo, para ellos es como si tuvieran el derecho natural de poseer lo que quieran y lo consideran suyo.
- El Alzheimer no les permite meditar en lo que hacen, pierden mucho contacto con la realidad; buscando tal vez protección le dan valor a las cosas que no les pertenecen y se adueñan de ellas.
- Este es mi punto de vista y carece de una base científica, pero humanamente puede ser una respuesta a uno de sus hábitos.

14.°

- Al enfermo de Alzheimer le llega un momento en que nada le provoca emoción.
- El enfermo de Alzheimer va perdiendo poco a poco interés en las cosas materiales.
- El enfermo presenta síntomas de agresividad.
- Es traumatizante para los seres queridos, ver que paulatinamente el enfermo los va olvidando.
- El Alzheimer trae como consecuencia que el enfermo olvide a las personas que ama y que dejó de ver por un lapso de tiempo.
  Ejemplo: mi madre recordaba a mis hermanas en fotografías, pero en su memoria desaparecieron detalles de ellas en la vida presente, solo cuando las veía en las fotos sus ojitos se llenaban de amor y lágrimas.
- Recomiendo que tengan esta conexión con los enfermos: muéstrenles retratos familiares, que les generen recuerdos.

15.º

- El cuidador requiere un consejero espiritual, alguien en quien confiar sus sentimientos.
- Decidirse a perdonar y a perdonarse por cualquier error del pasado y más si fue un hecho con el paciente del Alzheimer.
- El sentimiento de culpa no beneficia al paciente y daña al cuidador.
- Recomiendo mucha tranquilidad para poder manejar los estados emocionales del paciente.
- La temperatura del agua, se convierte en un problema mayor a la hora de duchar al paciente de Alzheimer, discuten ya sea porque está muy caliente o muy fría.
- Tener presente que el Alzheimer es una condición que no le quita los derechos al paciente.
- Debemos procurar que los detalles personales que han convertido en su estilo de vida se conserven para no hacer tan traumático el proceso de la enfermedad.
- El cuidado personal de un enfermo de Alzheimer es algo difícil de realizar, porque a medida que avanza la enfermedad ellos se retraen y colaboran menos.
- El cuidador del paciente de Alzheimer también es una víctima de la enfermedad, lo mismo que los familiares del enfermo, el estrés es muy alto y se necesitan toneladas de tolerancia, buena voluntad y el amor en Cristo para cumplir a cabalidad el cometido de cuidarlo.

- Siempre hay detalles que nos hacen sentir culpabilidad, unas veces por negligencia y otras por desapego, y llegan momentos que se hace difícil compartir con ellos.
- Tener mucho cuidado de desecharlos. No creo que haya un solo cuidador o familiar de un paciente de Alzheimer que pueda decir que no siente que falló.
- Somos nuestros peores críticos y por eso el Alzheimer nos deja un sabor amargo de derrota.

16.°

- Para el enfermo del Alzheimer, el tiempo deja de tener sentido. No saben en qué día, mes o año viven, confunden el día con la noche.
- Una de las cosas que más duele, en el caso de los pacientes es ver su indiferencia ante una fecha especial o diciembre; ni las luces, ni las comidas o las novenas, mueven sus sentimientos.
- Debemos comprender que las cosas que antes les interesaban y disfrutaban ahora no logran conmoverlos.
- El Alzheimer deja a una persona como un muerto viviente. La asesina en vida y cuando finalmente fallece de esa persona solo existe un cascaron a enterrar, porque el verdadero ser que habitaba en ella, ya ha partido. *¡Estaba aquí pero ausente!*
- Convivir con un paciente de Alzheimer es vivir cada día viendo como los demonios, encuentran un lugar donde morar, lo lamentable es que se posesionan en el cuerpo de la persona que amamos.
- El Alzheimer convierte en fantasmas vivientes a la persona que amamos.

17.°

- Manejar un enfermo de Alzheimer es demasiado estresante y a veces el querer protegerlo se sale de nuestras manos, porque buscando cuidarlo pasan cosas que se salen de nuestro control.
- Una sola persona, no puede tener a su cargo la responsabilidad de cuidar a un enfermo, porque el cuidador acaba enfermando de los nervios también.
- Tengan muchísimo cuidado con los químicos, porque pueden beberlos accidentalmente cuando tienen sed.
- Las citas al médico, requieren al menos más de un acompañante.
- Cuidar a un paciente más de cinco días a la semana, es desesperante, se desea que llegue el fin de semana para descansar.
- A veces al cuidador le provocaba irse lejos, cerrar los ojos y escapar lejos, muy lejos, pero el fantasma del Alzhéimer lo persigue.
- Desafortunadamente, los momentos de lucidez se van haciendo más y más escasos. A veces, olvidan las palabras y solo repite una, ejemplo: "corazón, corazón" u otra palabra, no pueden coordinar ninguna idea ni expresarla.
- Generalmente el Alzheimer se presenta con síntomas bien graves de depresión, cuando los vean llorar sáquenlos a pasear en el carro, (si les es posible) y canten con ellos una canción que le agrade.
- A veces, el cuidador siente deseos de huir, porque también se sienten prisioneros del

Alzhéimer.

- Se debe tener mucho cuidado con las medicinas, los químicos, los jabones y todo lo que pueda llamarles la atención, es como cuidar de un bebé que en vez de estar gateando, es un adulto cuya vida se va encogiendo ante la mirada horrorizada de sus familiares.
- Es imposible retratar el dolor del Alzheimer para los cuidadores del los pacientes.
- Para los pacientes de Alzheimer no existen palabras para describir la obra del infierno en que viven.
- En todo túnel se vive con la esperanza de encontrar una luz al final del túnel, pero en el Alzheimer esa luz por el momento solo existe en la vida eterna.
- Dios tenga misericordia de los pacientes de Alzheimer y de sus cuidadores y familiares, porque hasta el momento, ninguna luz de esperanza de la industria farmacéutica hemos percibido

¿Y quién es más desprotegido que una víctima de Alzheimer?

Por eso, ayúdales a vivir con dignidad, respetando y protegiendo a tus seres queridos, que el fantasma del Alzheimer ha tomado como prisioneros.

Desafortunadamente "Estas aquí, pero ausente".

LA VOZ DE LA EXPERIENCIA
RECOMENDACIONES

Bienaventurado el hombre que
halla la sabiduría
y que obtiene inteligencia.
Proverbios 3.13

El mal de Alzheimer es el más común y el más importante en el rango de las enfermedades degenerativas del cerebro. Este mal desolador carga y con el tiempo, agota los recursos de las víctimas, sus familiares, y hasta su comunidad.

Por medio de un popurrí de cálidos recuerdos de su vida en familia y anécdotas tiernas y cariñosas de su madre, desde antes de presentarse la enfermedad, lo mismo que el acceso de su enfermedad, y los hechos que transcurrieron en esas etapas. Los narra la celebrada autora colombiana, Luz Marina Echavarría, quien logra presentar una cara humana a este mal cruel y rencoroso.

En este libro sentido ella abre un abanico de anécdotas que beneficia a sus lectores, a los familiares y cuidadores de las víctimas del mal, presentándonos una medida de entendimiento, apoyo, y solaz.

Ofrece su consejo espiritual e invita para que cuiden y manejen al paciente con mayor sensibilidad y bondad a sus seres queridos, afligidos por tan terrible enfermedad.

M. Landolphe D'Aquin-Burglass, M.D., Th.D.

Basados en nuestra experiencia personal, nos permitimos incluir estas recomendaciones para que tanto los pacientes, como sus cuidadores y familiares, puedan estar menos tensos, desafortunadamente, el Alzheimer es una enfermedad muy larga y agobiante

Del mal de Alzheimer podemos decir qué tiene síntomas que van desde la pérdida de la memoria, el deterioro intelectual, hasta el cambio de personalidad y estos síntomas se conforman en tres fases: Inicial, fase media y final.

FASE INICIAL DE LA ENFERMEDAD

En su fase inicial el Alzheimer presenta síntomas leves, el principal signo es la pérdida de la memoria a corto plazo, pero el diagnóstico exacto se puede tardar años, ya que en su fase inicial no está muy marcada la enfermedad.

La pérdida de memoria, se puede observar que tienen dificultad para recordar nombres, palabras, ideas, no recuerdan donde colocan sus objetos familiares: las gafas, las llaves, el dinero, etc., es común que olviden citas o cumpleaños, por esta razón se ausentan de los proyectos familiares, los olvidan. Por ejemplo, las invitaciones a comer, aunque lo hayan anotado, olvidan donde colocaron las notas. Es común que cambien una sortija de dedo, para recordar algún evento, pero después no recuerdan por que se la cambiaron.

En esta etapa empieza a disminuir la comunicación, aunque no esté afectada el habla, se va reduciendo el vocabulario, porque a veces no encuentran las palabras apropiadas, también cambia un poco su personalidad, dicen impertinencias y dejan de ser cariñosos.

También presenta en esta etapa los primeros cambios de humor y de temperamento, se va notando que se aíslan, tienen episodios depresivos o distraídos. A veces expresan más necesidad y buscan personas o ambientes familiares, se vuelven menos espontáneos y van perdiendo liderazgo, dejan de tomar iniciativas y resienten la confusión.

Poseen buen control de la coordinación y la capacidad motora, aunque sus reacciones se van volviendo más lentas y pierden capacidad para conducir.

No tienen discernimiento para encargarse de temas económicos, van demostrando incapacidad laboral.

Aún tienen capacidad para completar sus actividades diarias como bañarse y vestirse sin ayuda, todavía pueden ser independientes, pero, poco a poco van perdiendo capacidades. Inicialmente la pérdida es leve, generalmente consiste en la incapacidad de retener información, la que se archiva en la memoria reciente. En esta etapa, olvida fechas y pierde cosas, puede olvidar cómo emplear objetos y herramientas comunes, mientras conserva la coordinación para llevarlas a cabo.

SEGUNDA FASE DE LA ENFERMEDAD

En la segunda fase o estadio, el paciente tiene problemas para reconocer objetos y cosas, para realizar actividades o para poner en marcha destrezas que antes tenía, no logra comunicar congruentemente.

El individuo se puede perder en su misma casa o en ambientes familiares que antes conocía.

Gradualmente va perdiendo la capacidad de reconocer o nombrar objetos y no se acuerda de los nombres de sus familiares.

En esta segunda etapa del Alzheimer, la persona desconoce los acontecimientos recientes, pero conserva intacta la capacidad de recordar el pasado lejano.

Su lenguaje se verá afectado por el uso continuo de palabras o frases repetitivas y empieza a hablar con pausas o interrupciones, porque olvida lo que iba a decir y pierde la capacidad de completar algunas frases o de corregir palabras.

Su estado emocional se ve sacudido por grandes cambios en su humor y manifiesta menos sensibilidad a los sentimientos de los demás. Pierde la capacidad para demostrar cariño, se vuelven más secos, más fríos.

Empiezan a deambular solos, porque necesitan andar, ya que son presas de una mayor agitación interna, se vuelven más temerosos y empiezan a tener alucinaciones y alteraciones del sueño.

Empiezan a experimentar fallas en el equilibrio y en la coordinación de movimientos.

Se vuelven más torpes y les empieza una dificultad "notoria" para andar, y pierden la facilidad para escribir legiblemente e incluso para firmar.

Se les hace muy difícil la toma de decisiones, realizar cuentas, concentrarse, contar una historia completa y necesitan instrucciones para hacer ciertas tareas como cepillarse los dientes o el pelo y pierden el sentido del tiempo. Necesitan ayuda para bañarse y vestirse, hay momentos que tienen inconsistencia fecal y urinaria y se les olvida dónde queda el baño.

FASE FINAL DE LA ENFERMEDAD

En su fase final están ausentes de memoria, su personalidad es inexistente de capacidad intelectual. En el estado final, el paciente se encuentra en estado vegetativo. Han perdido toda capacidad de aprendizaje, tienen pérdida de la memoria de hechos recientes y del pasado.

El vocabulario se ve limitado a unas pocas palabras y usan términos inventados.

No tienen capacidad de leer, porque no entienden lo que leen y pierden también todo deseo de hacerlo.

Generalmente se mantienen agitados, desconocen a personas y al ambiente que los rodea, e incluso no reconocen a la persona que los cuida.

Pierden su capacidad de andar, de sentarse, no sonríen y tienen dificultades para tragar… y es posible que entren en coma, no demuestran inteligencia.

Dependen de los demás para su cuidado, se le imposibilita realizar actividades diarias.

RECOMENDACIONES GENERALES PARA TODAS LAS FASES DEL MAL DE ALZHEIMER

A la hora de las comidas:

- Es importante mantener un horario de comida.
- No lo forcé a comer lo que no desee.
- Coloque la mesa lo más sencillo posible.
- Si tiene problemas para manejar los cubiertos dele uno solo.
- Traté de darle de comer, sin que interfiera la televisión y la radio, para conseguir que el enfermo se concentre en la comida.
- Háblele en un tono calmado y suave.
- No le grite.
- Recuerde que los pacientes confunden la sed con el hambre.
- No dejé comidas de perro o de gato a su alcance.
- Incluya mucha fibra en la comida del paciente y hágale tomar agua, para que no sufra de estreñimiento y de sed.

Para la tercera fase se hace necesario hacer cambios en la alimentación.

- Si el paciente tiene dificultades para comer, ofrézcale la comida triturada para que no se atore.
- Dele gelatina.

La limpieza del paciente y el aseo en general

- Cuide que los químicos de la limpieza estén en lugar seguro, el enfermo puede ingerirlos y enfermarse o intoxicarse con ellos.
- Preguntarle en variadas ocasiones, si desea ir al baño.
- Manténgalo siempre seco y limpio. Use crema si está quemado por la micción.
- Infórmelo de sus planes y coméntele aspectos generales acerca de ellos.
- Hasta donde sea posible, trátelo como a una persona en uso de sus facultades "no siempre la persona con Alzheimer está vegetando, algunas veces tiene tanta conciencia como antes de enfermarse".
- Coméntele sobre cualquier alteración de la rutina.
- Infórmele si lo va a llevar a pasear y sosténgalo con firmeza cuando salgan a caminar.
- Cuando se queje o llore, pregúntele si tiene algún dolor.
- Si lo ve deprimido trate de animarlo. Hablarles de otra cosa, lo puede sacar de tener penas imaginarias o estar reviviendo algún problema del pasado.
- No lo lleven en viajes que tengan que utilizar un avión, porque la altura le afectará la oxigenación del cerebro y acelerará la enfermedad.

A la hora de acostarlo(a)

- No se ponga nervioso, si ve al paciente desvelado.
- Mantenga el dormitorio con las luces tenues y en silencio.
- Suministre los medicamentos que le recetó el médico para dormir.
- Proporciónele pastillas para los nervios de acuerdo a la recomendación del médico, psiquiatra o neurólogo que lo atienda.
- Arbitrariamente, no suspenda ni aumente la dosis de ninguna medicina.
- Maneje las medicinas bajo el estricto procedimiento ordenado por el médico del paciente.
- Si al cuidador, su médico personal le ha recomendado pastillas para los nervios, úselas de acuerdo a las instrucciones que le han dado y no aumente la dosis ni las suspenda, para que no descuide al paciente que está bajo su cargo.
- Manejar un paciente con Alzheimer, puede ser la causa de algunos trastornos en nuestro sistema nervioso. Es normal, somos humanos.

La comunicación con el enfermo de Alzheimer

- Si quiere comunicarse con el paciente, mírelo directamente a los ojos cuando usted le hable, y escúchelo con paciencia dele tiempo para que le entienda y se pueda expresar.
- Se requiere una buena dosis de paciencia, hágale la misma pregunta una y otra vez hasta que el paciente entienda.
- No escatime gestos cordiales, sonrisas, trátelo con dulzura, bésclo y abrácelo.
- Recuerde que el enfermo de Alzheimer conserva su memoria emocional intacta y que el amor que le prodigue es alimento espiritual que le hará más placentera la vida, disfrútelo.
- Trátelo amablemente y ayúdelo cuando tenga alucinaciones o delirios.
- No se altere porque el paciente tenga palabras repetitivas, su cerebro no está funcionando bien, tenga paciencia con la comunicación verbal.

Consejos para el cuidador y los parientes próximos al enfermo de Alzheimer

- Nunca se comprometa a cuidarlo veinticuatro horas al día siete días a la semana.
- No se sienta culpable porque no puede ayudar, ni se exija más allá de sus posibilidades.
- Mantenga buena comunicación con los otros miembros de la familia del paciente.
- Si es empleado, comunique a la familia del enfermo todo cambio que vea en el paciente.
- No abandone su propia familia.
- Aproveche cuando salga a su tiempo de descanso de hacerlo realmente.
- No renuncie a su vida social.
- Aproveche y descanse cada vez que llegue alguna persona a relevarlo.
- No descuide su rutina personal de ejercicios.
- Aliméntese bien.
- Descanse y trate de dormir bien en las noches, hágalo después que el paciente este descansando.
- No se sienta culpable por sentir que desea alejarse y desconectarse del paciente en sus días de descanso.
- Nunca diga la última palabra, comparta la responsabilidad con los demás parientes.
- Haga cambios en la casa del paciente. Coloque llave en puertas y ventanas, para evitar que el paciente salga solo y se pierda.

- Coloque luces en los pasillos, para cuando el paciente se levante de noche pueda encontrar el camino fácilmente.
- Reemplace por una ducha la tina, si le es posible.
- Corrija los desniveles del piso.
- Coloque una reja al principio y al final de las escaleras, para que el paciente no suba ni baje sin ayuda o supervisión.
- Desconecte las estufas por la noche, para que el enfermo no se levante a cocinar, puede iniciar un incendio.

Esperó que estas sugerencias, le ayuden a llevar una vida más confortable tanto a usted como al paciente. Tomé las cosas con mucha calma; es una enfermedad degenerativa larga y tediosa.

www.ingramcontent.com/pod-product-compliance
Lightning Source LLC
Chambersburg PA
CBHW060702280326
41933CB00012B/2268